AF611023

RÉPONSE

AUX OBJECTIONS

CONTRE

LE MAGNÉTISME.

PAR J. P. F. DELEUZE.

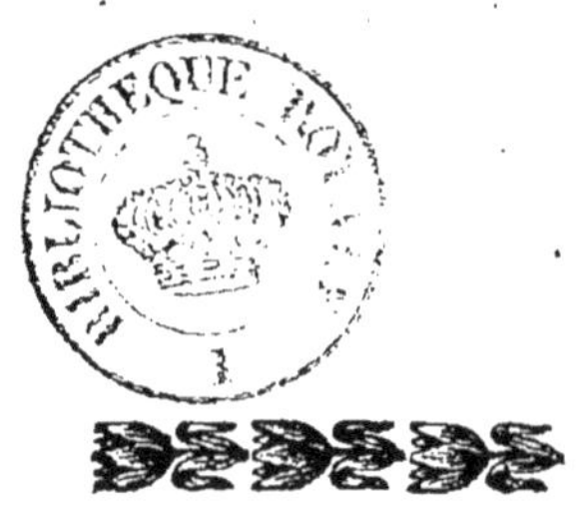

PARIS,

J. G. DENTU, IMPRIMEUR-LIBRAIRE,

rue des Petits-Augustins, n° 5 (ancien hôtel de Persan).

1817.

CET OUVRAGE SE TROUVE AUSSI AU DÉPÔT
DE MA LIBRAIRIE,

Palais-Royal, galeries de bois, nos 265 et 266.

Ouvrage du même auteur :

Histoire critique du Magnétisme animal, 2 vol. in-8°, pap. fin, 10 fr.

RÉPONSE

AUX OBJECTIONS

CONTRE LE MAGNÉTISME.

Les antagonistes du magnétisme reconnaissant enfin qu'ils ne peuvent plus en nier l'existence, ont dirigé contre lui un nouveau plan d'attaque. Ils prétendent qu'il est dangereux, et qu'il devrait même appeler la surveillance de l'autorité. Egarés par d'aveugles préventions, ils se croient animés par le zèle du bien. Comme ils se sont persuadés que la raison, la morale et la religion sont intéressées à leur victoire, ils ne négligent rien pour l'obtenir. Tantôt ils parlent du magnétisme comme d'un fantôme qui n'a de réalité que dans notre imagination, tantôt comme d'un ennemi redoutable, et qu'il faut absolument terrasser. Ils modifient les objections selon le caractère et les opinions de ceux à qui ils s'adressent ; ils cherchent à mettre dans leurs intérêts les médecins, les savans, les personnes pieuses, les mères de famille; ils répandent les objections les plus spécieuses par la voie de l'impression; ils font circuler les autres dans la société, où je les entends répéter tous les jours, et ils emploient les armes du ridicule, pour écarter les hommes paisibles et sincères, dont l'influence pourrait les gêner. Ils triomphent si quelqu'un s'est laissé entraîner au-delà du vrai par trop d'enthousiasme; si, dans le récit d'un fait, ils peuvent trouver une erreur de physiologie, ou même une expression impropre. Ils lisent avec une telle légèreté les écrits qu'ils blâment, que les citations qu'ils en font sont infidèles, et que les auteurs cités n'y reconnaissent plus leurs pensées. Cette sorte de persécution n'empêchera pas la vérité de s'établir, mais elle retarde sa marche, elle empêche la génération actuelle de profiter de ses leçons, elle est cause que des hommes éclairés n'osent pas la montrer dégagée des erreurs qui l'accompagnent. Nous ne sommes point blessés par les traits que nos adversaires lancent contre nous, mais on nous croirait abattus si nous gardions le silence. Nous croyons devoir leur répondre, pour que les personnes impartiales puissent juger de quel côté est la raison.

Comme ceux qui combattent le magnétisme ne l'ont pas étudié, ils ne le connaissent pas, et ils le présentent sous un faux jour ; il doit donc être permis à ceux qui en ont fait une étude approfondie, d'en donner des notions exactes : si l'on suppose que les uns et les autres sont également de bonne foi, on ne pourra disconvenir que ces derniers méritent plus de confiance, puisqu'ils parlent de ce qu'ils ont eux-mêmes observé.

Les plaisanteries des incrédules me paraissent une chose toute naturelle. Quelques-uns sont allés s'instruire du magnétisme dans des assemblées où l'on prétendait le montrer en spectacle, et, comme cela devait être, ils n'y ont rien vu qui pût les convaincre. Dès-lors ils se sont crus autorisés à s'égayer aux dépens de celui qui leur avait annoncé des merveilles : car tout spectacle offert à la curiosité, peut devenir le sujet d'une parodie. Mais ceux qui pratiquent le magnétisme sans ostentation, sans intérêt, et seulement pour soulager des malades, sont au-dessus du ridicule. Ils ne feront pas plus d'attention aux sarcasmes répétés dans les journaux et sur les théâtres, que les médecins du siècle de

Louis XIV n'en faisaient aux plaisanteries de Molière. Mais ils doivent écouter les objections sérieuses, soit pour répondre à celles qui peuvent nuire à la vérité, soit pour examiner s'il n'y en a pas qui sont fondées, et d'après lesquelles ils pourront rectifier leurs opinions.

D'après cette manière de voir, je vais exposer ici les objections tirées des dangers du magnétisme, telles que j'ai pu les recueillir, soit dans quelques écrits, soit dans la conversation. Je n'ai en vue aucun de ceux qui les ont faites : je me propose seulement de montrer qu'ils ne sont pas fondés à les faire, et que ce qu'il disent de vrai, conduit à des conséquences opposées à celles qu'ils en tirent.

Première objection.

« Le magnétisme est un moyen très-actif. « Il produit des crises : or, puisqu'il fait du « bien, il peut faire du mal. Si l'émétique est « dangereux, les médecins ont seuls le droit « de s'en servir; il est défendu aux pharma- « ciens d'en donner aux particuliers. Le ma- « gnétisme est entre les mains de tout le monde, « et l'on n'a nulle garantie contre l'abus qu'on « en peut faire. »

Réponse.

Le magnétisme n'est point un médicament : il est simplement un moyen de ranimer le principe vital, de faciliter la circulation des fluides, de régulariser le mouvement des organes intérieurs et de seconder l'effort que fait la nature pour expulser le principe d'une maladie. Il ne peut nullement être comparé à l'émétique, à l'opium, ni même au galvanisme, dont l'action est indépendante de l'intention de celui qui les emploie. Comment persuadera-t-on à des gens sensés qu'une mère augmentera le mal de son enfant, si en lui prodiguant des soins, elle joint à ses douces caresses la volonté et la confiance de le guérir? Comment peut-on imaginer qu'un homme qui, en passant les mains devant son ami souffrant, ne lui fait rien éprouver, rendra cette opération nuisible, s'il la rend magnétique, c'est-à-dire s'il la fait dans la vue et avec l'espérance de dissiper ou de soulager ses douleurs? Rien de plus naturel que de nier les effets du magnétisme, lorsqu'on n'en a pas acquis des preuves incontestables : on doit même rester dans le doute jusqu'à ce qu'on ait scrupuleusement vérifié ce qu'on a cru voir d'abord. Mais si l'on reconnaît une fois la puissance du magnétisme, on ne saurait douter qu'il ne soit salutaire, lorsqu'on en fait usage avec les conditions essentielles, et ces conditions sont bien connues.

D'ailleurs, si les médecins pensent que le magnétisme peut, comme les remèdes, être utile ou nuisible selon les circonstances, qu'ils s'en emparent comme de l'émétique et de l'opium. Alors les personnes qui voudront y avoir recours s'adresseront à eux, et n'en feront usage que d'après leurs conseils. C'est ce que désirent tous les magnétiseurs.

Deuxième objection.

« Le magnétisme agit sur les nerfs, il les « irrite, il les rend susceptibles des impres- « sions les plus légères, il leur donne une « extrême mobilité, il occasionne souvent des « convulsions. »

Réponse.

Il n'est pas vrai que le magnétisme irrite les nerfs. Les convulsions ou les mouvemens nerveux analogues aux convulsions n'ont lieu que dans certaines maladies nerveuses. Alors il y a des crises qui peuvent paraître effrayantes : elles sont nécessaires pour rétablir l'équilibre ; elles se terminent toujours par un calme salutaire : elles cessent entièrement, à mesure que le magnétisme met en harmonie tous les organes, et détruit la cause du mal. On vit des convulsions dans les premiers traitemens de Mesmer : elles étaient la suite de la réunion de plusieurs malades dans un même lieu, du mélange de l'action de plusieurs magnétiseurs, et de l'ignorance où l'on était encore sur les moyens de diriger et de modifier l'action du magnétisme. Aujourd'hui rien de tout cela n'existe ni ne peut exister. Si quelquefois le magnétisme a paru rendre le genre nerveux trop susceptible et trop mobile, c'est seulement lorsqu'il a produit le somnambulisme, et qu'on a voulu profiter de cet état pour faire des expériences de curiosité qui ont fatigué la tête du malade, ou qui ont exalté son imagination. On sait que cela doit être soigneusement évité. Le magnétisme doit être donné avec la seule intention de guérir : il faut laisser à la nature le soin de le diriger et de l'employer, selon les besoins du malade. Si l'on s'aperçoit que son action est trop vive, on est le maître de la suspendre ou de la modérer. Cela est fort rare, excepté dans le cas de somnambulisme, et alors le malade sait bien vous avertir de vous arrêter. Ce qui est essentiel, c'est de ne pas interrompre une crise commencée : mais cette interruption ne peut avoir lieu que par la faute d'un magnétiseur qui manque de zèle et de prudence, et personne ne doit essayer de magnétiser quand il n'est pas résolu de continuer, si cela est nécessaire.

Les personnes dont les nerfs sont délicats, et celles qui ont une imagination vive, ne sont pas plus que les autres sensibles au magnétisme, et généralement elles le sont beaucoup moins. Une grande tension ou une extrême irritabilité des nerfs s'opposent ordinairement à ce que le magnétiseur puisse même établir le rapport. Une des maladies qu'on a traitées avec le plus de succès, c'est l'hydropisie, dans laquelle il y a atonie générale. Lorsque le magnétisme agit sur une personne qui a des attaques de nerfs, il parvient presque toujours à les calmer. Un de ses effets les plus fréquens, c'est de produire l'engourdissement, le sommeil et une transpiration générale : cela ne permet pas de supposer qu'il irrite les nerfs.

Je sais bien que le magnétisme peut avoir

des inconvéniens en mauvaises mains, et lorsqu'il est mal dirigé. On fatigue les malades en les soumettant à des expériences; on leur fait mal en n'employant pas le magnétisme avec le recueillement, la suite et les intentions qu'il exige : mais ce n'est pas la faute de la chose ; c'est celle de ceux qui en abusent, ou par ignorance, ou par légèreté, ou par curiosité, ou par des motifs condamnables. Pour que ces inconvéniens n'aient pas lieu, il faut rendre la doctrine claire, simple, précise, de manière qu'elle soit à la portée de tout le monde. Il faut qu'on sache qu'avant de s'adresser à un magnétiseur, on doit être sûr qu'il mérite la confiance qu'on veut lui accorder. Ne prend-on pas ces précautions pour le choix d'un médecin, d'un directeur, d'un instituteur, et même d'un homme d'affaires ? Il n'est pas douteux qu'on peut faire un mauvais usage de tout ce qui est bon en soi ; mais on ne saurait proscrire une chose utile, lorsque tout le monde connaît les précautions par lesquelles on en évite les inconvéniens. Le feu qui réchauffe nos habitations, a souvent causé des incendies : faut-il pour cela interdire l'usage du feu ?

Si le magnétisme n'était connu de personne, on pourrait mettre en question s'il est à propos d'en publier la découverte; mais puisqu'il est connu, il est essentiel qu'il le soit généralement. Il n'aurait de dangers qu'autant qu'il serait employé en secret par des gens qui voudraient en faire l'objet d'une spéculation intéressée; c'est ce qui arriverait indubitablement, si l'on parvenait à le rendre assez ridicule pour en détourner les hommes qui ont des lumières, de la fortune et de la considération.

Troisième objection.

« La confiance au magnétisme empêche « d'avoir recours à d'autres remèdes, et lors- « qu'on s'adresse aux médecins, la maladie a « fait beaucoup de progrès. Ils ont même « observé que le magnétisme, qui peut d'a- « bord faire du bien, soit parce qu'il rassure « l'imagination, soit parce qu'il donne au sys- « tème nerveux une activité momentanée, « peut ensuite faire beaucoup de mal. »

Réponse.

Les personnes liées avec des magnétiseurs, leur demandent de les guérir d'une douleur de tête, d'une contusion, d'un mal d'aventure, d'une foulure, d'un coup d'air, etc. Le magnétisme réussit presque toujours dans ces incommodités légères et récentes, pour lesquelles on n'est pas dans l'usage d'avoir recours aux médecins, quoique les souffrances qu'elles occasionnent soient bien quelque chose dans le cours de la vie. Les antagonistes du magnétisme ne paraissent point fâchés qu'on l'emploie dans ces circonstances ; ils regardent cela comme une fantaisie passagère, et si on leur en parle, ils en font un sujet de plaisanterie. C'est contre l'emploi du magnétisme dans les maladies chroniques, qu'ils s'élèvent avec force : c'est alors qu'ils l'accusent d'être dangereux. Si l'on veut observer ce qui se passe dans le monde, on sentira bientôt l'injustice de cette accusation, et la fausseté des exemples sur lesquels on l'appuie.

La plupart des malades n'ont recours au magnétisme qu'après avoir épuisé les ressources de la médecine, et souvent lorsque la maladie est devenue incurable. Voilà pourquoi l'on n'obtient pas plus de succès. Le magnétisme ne guérit point les maladies organiques et les affections chroniques invétérées ; telles, par exemple, que la phthisie pulmonaire, les cancers, certaines obstructions, etc.

Il soulage d'abord, parce qu'il calme les nerfs; mais la maladie essentielle suit sa marche, et l'on reconnaît bientôt qu'on s'est livré à une espérance trompeuse. On revient enfin à la médecine, qui ne peut rien, mais qui ne pouvait rien auparavant. On a gagné du moins un peu de repos par la suspension de remèdes inutiles.

Plût à Dieu que le magnétisme fût employé aussitôt que les maladies s'annoncent ! il en préviendrait beaucoup en rétablissant l'équilibre, en rappelant une transpiration supprimée, en facilitant la circulation, en empêchant une humeur de se fixer sur telle ou telle partie; il aiderait à la guérison de beaucoup d'autres, en accélérant les crises, en donnant la force de les supporter. Il n'empêcherait point qu'on ne fît les remèdes convenables ; il les rendrait plus efficaces. Cela sera lorsque les médecins conviendront de l'utilité du magnétisme.

M. de Puységur a dernièrement été attaqué d'une maladie grave ; il a fait d'abord appeler son médecin, et c'est sous ses yeux qu'il a employé le magnétisme, dont il s'est fort bien trouvé. Si j'étais malade, je ferais la même chose. Malheureusement tout le monde n'est pas à même d'avoir un médecin habile, qui consente à combiner son traitement avec le magnétisme.

Quatrième objection.

« Le magnétisme est dangereux pour les « mœurs. »

Réponse.

Cette objection est d'autant plus effrayante, que le mot *mœurs*, *bonnes mœurs*, a une signification très-étendue, et qui n'est déterminée que par les applications qu'on en fait.

Le mot *mœurs* se prend pour les habitudes naturelles ou acquises dans tout ce qui concerne la conduite de la vie;

Il se prend encore pour la manière de vivre, les inclinations, les coutumes d'un peuple;

Enfin il désigne spécialement ce qui tient à la décence, à la chasteté, à la modestie.

Je ne pense pas qu'on veuille dire qu'un homme qui se livre à la pratique du magnétisme, prendra, par cette raison, des habitudes moins douces, qu'il aura moins de probité et de délicatesse. Personne n'imaginera non plus qu'une nation dans laquelle on aurait adopté la doctrine du magnétisme, aurait, par cela même, des inclinations vicieuses ; que les citoyens y seraient plus disposés à sacrifier l'intérêt public à l'intérêt particulier.

On veut dire sans doute que le magnétisme favorise des relations entre les personnes de différent sexe, et que ces relations, devenues trop fréquentes et trop intimes, peuvent produire des inclinations ou des passions dont les suites feraient oublier des vertus prescrites par la religion et par l'ordre social. Peut être veut-on dire aussi que le magnétisme agit à la fois sur les sens et sur l'imagination, et qu'il peut troubler cet état de calme, qui est la sauve-garde de la pureté des principes.

A cela je réponds que toute espèce de fréquentation, de liaison et d'intimité entre des personnes de différent sexe, peut avoir des suites fâcheuses : c'est ce que tout le monde sait. Mais un danger n'existe plus, lorsqu'il est signalé de manière qu'on ne peut s'y exposer qu'autant qu'on le veut bien. Les personnes qui font l'objection semblent supposer que les hommes peuvent seuls magnétiser les femmes, et qu'il n'y a dans le monde qu'un certain nombre d'adeptes parmi lesquels on est obligé de choisir, si l'on veut avoir recours au magnétisme. Mais comment se permet-on une telle supposition ? N'avons-nous pas assez répété que le magnétisme est une faculté qui appartient à tous les individus, sans distinction de sexe ; qu'il ne doit sa puissance qu'à la volonté de faire du bien ; qu'il est destiné à être une médecine de famille, et à servir d'auxiliaire à la médecine ordinaire ?

Lorsque, dans les premiers temps, le magnétisme fut annoncé comme un secret, on croyait devoir s'adresser à ceux qui en étaient instruits ; aujourd'hui que tout le monde le connaît, chacun peut le pratiquer soi-même. Les relations de famille en facilitent l'usage, et l'on ne conçoit pas pourquoi une jeune femme s'adresserait à un jeune homme pour recevoir de lui des soins très-pénibles que doivent lui rendre son mari, sa mère ou sa sœur. Si ceux-ci ne le pouvaient pas, je la plaindrais beaucoup de n'avoir pas une amie qui consentît à les suppléer.

Je saisirai cette occasion de dire, qu'indépendamment des considérations relatives à la décence et aux bonnes mœurs, il y a plusieurs raisons pour lesquelles le magnétisme vaut mieux entre des personnes d'un même sexe qu'entre des personnes d'un sexe différent.

Si donc le magnétisme peut présenter quel-

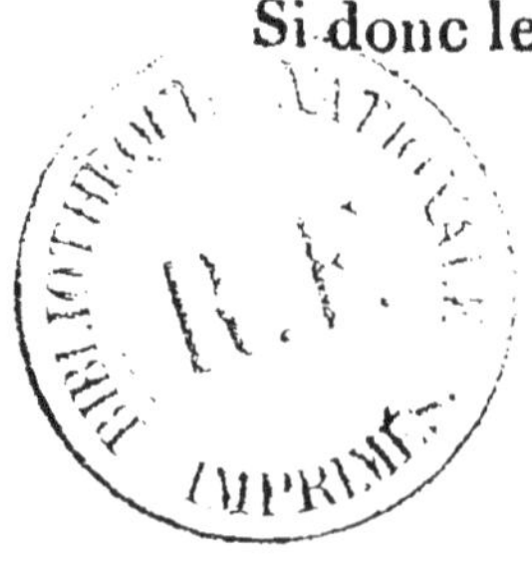

ques dangers pour les mœurs, c'est surtout parce qu'il n'est pas assez répandu ; c'est la faute de ceux qui, en jetant du ridicule sur cette œuvre de bienfaisance, détournent beaucoup de gens de s'en occuper. Lorsque les médecins auront étudié le magnétisme, ils en conseilleront l'usage dans les cas où ils le jugeront utile ; et comme leurs occupations ne leur permettront pas de l'exercer eux-mêmes, ils enseigneront aux parens de leurs malades les procédés les plus convenables, et ils dirigeront le traitement.

La pratique du magnétisme dispose à tous les sentimens honnêtes ; elle élève l'ame, elle adoucit les mœurs, elle rapproche les hommes par les liens de l'amitié, des services rendus et de la reconnaissance ; elle dégoûte des amusemens frivoles, elle détourne des discussions politiques, elle inspire le goût de l'ordre et de la paix. Le premier principe du magnétisme est une charité active ; celui qui n'a pas le germe de cette vertu ne pourra jamais magnétiser ; celui qui en est doué le sentira se développer en lui à mesure qu'il l'exercera (1).

(1) Une dame malade me sollicitait depuis long-temps

En attendant que le magnétisme soit généralement répandu, j'invite les magnétiseurs à se faire suppléer par des femmes auprès des jeunes personnes de ce sexe. Cette précaution sera souvent inutile en elle-même ; car, dans beaucoup de circonstances, le danger n'est

---

de lui faire consulter un somnambule ; je cédai à ses instances, sous la condition qu'elle ne ferait aucun remède sans le consentement de son médecin. A la fin du mois de septembre dernier, je conduisis chez elle une femme somnambule magnétisée par son mari. Elle jugea que la maladie était grave, et que le magnétisme était le seul moyen de guérison. La malade ayant observé qu'il lui était impossible de trouver un magnétiseur, la somnambule dit à son mari : *Mon ami, veux-tu te charger du traitement ? Je te préviens qu'il durera au moins trois mois ; je te dirigerai.* Le mari consentit. Depuis ce jour il va tous les soirs dans un quartier éloigné passer trois heures chez la malade ; il ne veut pas être nommé, et il serait très-blessé qu'on eût l'idée de reconnaître ses soins. Et ne croyez pas que les gens dont je vous parle aient de la fortune et du loisir. Les deux époux sont des fabricans qui travaillent assidûment dans leur chambre, et qui n'ont un peu d'aisance que parce qu'ils ont de l'ordre et de l'économie. De pareils traits ne suffisent pas pour faire croire au magnétisme, mais ils doivent le faire respecter. Homme de bien ! que Dieu récompense votre dévouement !

pas possible. Mais en engageant une mère à magnétiser ses enfans, une sœur à magnétiser sa sœur, ils feront plus de bien que s'ils magnétisaient eux-mêmes.

Quoique je sois persuadé qu'on ne saurait trop être en garde contre tout ce qui peut éveiller une idée ou un sentiment étrangers au but qu'on se propose, je dois dire ici que le magnétisme nous élève au-dessus des sens. Il faudrait être bien dépravé pour que, lorsqu'on est occupé à soulager un malade, on se livrât à des pensées malhonnêtes ; si cela arrivait, l'action du magnétisme serait troublée. On a vu quelquefois des femmes en somnambulisme traiter leur magnétiseur avec une familiarité qu'une femme bien élevée ne peut se permettre qu'à l'égard de son frère. Cela tient à ce qu'elles avaient une telle pureté, qu'elles ne croyaient pas avoir besoin de mettre de la réserve dans leurs manières et leurs expressions. Il y a une simplicité qui ne laisse pas soupçonner le mal où il n'est pas. La somnambule est bien sûre que son magnétiseur ne se trompe pas sur ses intentions, et que lui-même n'en a que de très-pures : elle ignore s'il y a près d'elle quelques spectateurs. Cependant ceux qui ne connaissent pas le magnétisme peuvent désapprouver ce qui blesse les convenances. Le moyen d'éviter les inconvéniens qui sont dans la chose, et ceux beaucoup plus nombreux qu'on y suppose, sans qu'ils existent, c'est, je le répète, que les femmes ne soient magnétisées que par des femmes, ou par des hommes d'un âge très-avancé.

Cinquième objection.

« Un traitement magnétique long-temps « continué, sur-tout lorsqu'il est accompagné « de somnambulisme, donne au magnéti- « seur une influence morale sur le caractère, « les opinions et les inclinations de la per- « sonne magnétisée. »

Réponse.

Ceux qui font cette objection connaissent bien la puissance du magnétisme ; mais ils oublient les motifs qui déterminent à l'exercer.

On ne peut se livrer à la pratique du magnétisme qu'autant qu'on a l'amour du bien. Pour sacrifier son temps auprès d'un malade, pour lui donner des soins assidus et pénibles, il faut être animé d'une bienveillance qui est la source de presque toutes les vertus. On sait que tout sentiment d'intérêt personnel trouble l'action du magnétisme : on sait aussi que la pratique du magnétisme dispose aux sentimens religieux ; ainsi l'influence du magnétiseur ne saurait être funeste. Du reste, il ne faut s'adresser à un magnétiseur qu'autant qu'on connaît ses mœurs et ses principes. N'est-il pas infiniment heureux qu'un père et une mère aient un moyen de plus de gagner la confiance et l'affection de leurs enfans ? Personne ne nie que le magnétisme n'exige quelques précautions ; mais ces précautions seront d'autant plus faciles à prendre et d'un résultat d'autant plus assuré, qu'il sera plus répandu. Qu'il devienne une médecine de famille, qu'il soit autorisé par les médecins, et il n'aura plus aucune espèce d'inconvéniens.

Sixième objection.

« Les magnétiseurs préfèrent les avis d'un « somnambule aveugle et ignorant à ceux « d'un médecin éclairé, et ils s'exposent au « danger d'empoisonner les malades assez cré- « dules pour leur accorder de la confiance. »

Réponse.

Je dois dire d'abord que ceux qui font cette

objection n'ont aucune notion de l'état de somnambulisme. Ils considèrent les somnambules comme des gens qui rêvent et qui parlent en dormant, et chez lesquels l'imagination agit seule sans être retenue par la raison. Rien n'est plus opposé à la vérité. Les somnambules sont dans un état également différent de la veille et du sommeil. Dans cet état, leurs facultés intérieures prennent plus d'énergie à mesure que leurs organes extérieurs cessent d'agir; il se développe chez eux un nouveau sens, ou plutôt une faculté instinctive qui ne se montre point dans l'état habituel. Il ne s'ensuit pas qu'ils ne puissent donner dans les erreurs les plus grossières. Il y a sans doute du danger à s'en rapporter à eux; mais faites bien connaître le magnétisme, et ce danger n'existera plus.

Pour bien décider la question relative aux consultations des somnambules, il est essentiel de distinguer celles qu'ils font pour eux-mêmes, de celles qu'ils font pour d'autres malades. Dans le premier cas on peut se fier à eux; dans le second, il faut prendre les précautions que je vais indiquer.

Je dis qu'on doit s'en rapporter aux somnambules lorsqu'ils parlent d'eux-mêmes, parce que cette confiance est établie sur de nombreuses expériences. En effet, depuis plus de trente ans qu'on a recueilli des observations sur le somnambulisme, on ne connaît pas un exemple d'un somnambule qui se soit trouvé mal d'un remède qu'il s'était ordonné. Le somnambule ne voit pas toujours le remède qui lui conviendrait le mieux; mais celui qu'il indique ne peut jamais lui nuire. Il le sent, il le désire par instict, et cet instinct est plus éclairé, plus sûr que les conjectures que fournissent les connaissances acquises. L'instinct est supérieur à la raison même, parce que, comme le dit Pope :

> Dieu dirige l'instinct, et l'homme la raison.
>
> *Aud reason raise o'er instinct as you can;*
> *In this 'tis God directs, in that 'tis Man.*
> Essay on Man, Epist. 3.

Mais il ne peut juger que de ce qui tient à la nature de l'être qui en est doué; il ne peut se mêler à aucune autre espèce de connaissances; et voilà pourquoi l'instinct des somnambules n'est infaillible que pour eux-mêmes. Voilà aussi pourquoi les somnambules qui, dans l'état de veille, ont beaucoup d'instruction, n'ont aucun avantage sur ceux qui ne savent rien, si ce n'est de nommer par leur nom les organes qui sont le siége de la maladie, et les remèdes que les autres ne font que désigner; car l'instinct ne devine pas les noms, qui sont de convention.

Quant aux somnambules qu'on consulte pour les maladies des autres, on peut sans doute tirer beaucoup de lumières de leurs aperçus et des sensations qu'un malade leur fait éprouver; mais il est d'une extrême imprudence de s'en rapporter à eux; on ne doit le faire que lorsqu'on n'a plus d'autre ressource; encore faut-il prendre des précautions. Ces précautions sont bien simples et bien faciles: c'est de soumettre la consultation du somnambule à l'examen d'un médecin éclairé, et de ne rien faire de ce que ce médecin désapprouve. Personne ne manquerait de suivre cette marche indiquée par le bon sens, si l'on savait à quel médecin s'adresser, si l'on ne craignait que celui à qui l'on s'adressera ne repoussât les opinions du somnambule sans les examiner. Je sais que la plupart des médecins sont au-dessus de cette petitesse; mais on la leur suppose, à cause de la prévention qu'ils montrent en général contre le magnétisme. Des personnes qui vont en secret consulter des somnambules, et qui, d'après leur propre jugement, font une partie de ce qu'on leur a conseillé, peuvent se faire beaucoup de mal. Otez le mystère; traitez le magnétisme comme d'autres sciences physiques dont le principe vous est également inconnu, et vous verrez disparaître tous les dangers sur lesquels on veut vous alarmer.

Mais sur quoi portent des accusations tellement graves que je n'ose les répéter ici? Quelle preuve donne-t-on de l'ignorance, de l'aveuglement, de la folie des somnambules, et de l'imprudence *coupable* des magnétiseurs qui s'en rapportent à eux? Sur quel exemple sinistre s'appuie-t-on pour exciter l'effroi et l'indignation des hommes sages? Une famille déplore-t-elle la perte d'un parent mort à la suite d'un traitement qu'il s'était prescrit en somnambulisme? Quelqu'un se plain-il d'avoir été conduit aux portes du tombeau pour avoir suivi les conseils qu'il s'était donnés dans cet état extraordinaire? Rien de tout cela. On cite des somnambules qui se sont ordonné des remèdes dont un médecin aurait redouté l'effet. Il est singulier qu'on prétende détruire la confiance aux somnambules par les faits les plus propres à l'établir. Ce remède, que vous jugez si pernicieux, a-t-il fait du bien ou du mal au malade ? S'il lui a fait du bien, c'est la preuve évidente que ses lumières étaient supérieures aux vôtres. Il voyait que son état le lui rendait nécessaire ; il en pressentait, il en calculait l'action ; et puisqu'il a guéri, il voyait juste. Toutefois il y a une différence essentielle entre le jugement des somnambules et celui des médecins : c'est que les prescriptions des médecins peuvent être généralisées ; tels symptômes indiquent tel traitement, et la collection des expériences établit des principes d'après lesquels on peut se conduire dans les cas analogues ; au lieu que les remèdes que s'ordonne le somnambule, ne conviennent qu'à lui, et dans le moment où il se les ordonne.

Septième objection.

« Parmi les effets attribués au magnétisme,
« il y en a de réels ; mais la plupart sont illu-
« soires, et ce mélange est un chaos impos-
« sible à débrouiller. L'ensemble de la doc-
« trine présente tant de rêveries, qu'il est
« dangereux de s'en occuper. Cette étude fa-
« vorise le goût du merveilleux ; elle détourne

« des connaissances positives, les seules qui « puissent servir de base à la raison et soute- « nir les progrès de l'esprit humain. Nous ré- « tograderions vers les siècles de barbarie, « si nous nous livrions aux sciences occultes. « C'est un labyrinthe dont on ne sort plus « lorsqu'on a eu l'imprudence de s'y en- « gager. »

Réponse.

Cette objeetion est spécieuse; je conviens même qu'elle n'est pas dénuée de fondement ; mais le mal qu'on redoute peut être amené par mille autres causes impossibles à détruire, et nous avons des moyens sûrs d'en prévenir les ravages. Faut-il détourner les ruisseaux qui forment un fleuve dont on craint les inondations, lorsqu'il est facile de lui creuser un lit où ses eaux coulant paisiblement, porteront dans la contrée les richesses du commerce ?

Que des hommes instruits et bons logiciens étudient le magnétisme, et il prendra son rang parmi les autres sciences. Ce n'est point en le méprisant, en l'abandonnant au vulgaire qu'on atteindra ce but. Si de bons observateurs n'eussent pas examiné et calculé les mouvemens des corps célestes, l'astrologie aurait un grand crédit, et l'astronomie n'existerait pas.

Ce n'est point en déclamant contre le merveilleux qu'on en détruit l'empire ; c'est en éclairant les hommes, c'est en leur montrant la cause de ce prétendu merveilleux qui frappe leur imagination. Lorsque les enfans ont peur d'un objet qu'ils ne connaissent pas, il est inutile de raisonner avec eux ; il faut les conduire vers le fantôme qui les effraie, et les accoutumer peu à peu à le considérer sans crainte. Les hommes sont encore enfans par l'imagination ; l'observation et l'expérience peuvent seules les garantir de ses prestiges. Si vous vous moquez de la crédulité de quelqu'un, il sera bien plus blessé de la supériorité que vous affectez vis-à-vis de lui, qu'il ne sera frappé de la supériorité réelle de vos connaissances et de votre jugement : il ne vous répondra pas ; mais il gardera ses opinions.

Je sais bien que la faculté de prévision qui se développe dans le somnambulisme, a fait regarder les somnambules comme doués d'une sorte de divination, et que des personnes ignorantes et crédules ont espéré tirer d'eux quelques lumières sur l'avenir ou sur des objets qui ne peuvent être de leur ressort. On a consulté des somnambules qu'on avait désorganisés, comme des gens du monde consultaient mademoiselle Lenormant, comme les gens du peuple consultaient les diseuses de bonne aventure. C'est une faiblesse si humiliante, qu'on ose à peine l'avouer. Mais vous ne guérirez jamais les hommes du désir qu'ils ont de lire dans l'avenir; et le seul moyen d'empêcher que ce penchant ne conduise à des folies, c'est d'éclairer leur intelligence et de fortifier leur raison. Tant que vous n'aurez pas fait cela, vous pourrez détruire un préjugé, mais d'autres préjugés prendront sa place, comme de mauvaises plantes croissent dans un sol marécageux quand on s'est contenté d'arracher celles qui s'y trouvaient. Si vous ôtez le somnambulisme, vous aurez les sorts, les cartes, la chiromancie, les songes, les prophéties de Nostradamus, etc., comme les anciens avaient les augures, les livres sybillins, le vol des oiseaux, les entrailles des victimes. En attaquant ces folies par le mépris, par le ridicule, et même par des mesures de police, on oblige ceux qui en sont entichés à s'en occuper mystérieusement et en silence, et c'est alors que les conséquences en sont funestes.

Ce n'est pas ici le lieu de montrer dans quelles limites la clairvoyance des somnambules est renfermée : j'ai traité succinctement cette question dans mon ouvrage, et je l'ai ensuite développée dans un article inséré dans les Annales du magnétisme (1). Je me borne à dire que si le somnambulisme était bien connu, on n'en abuserait pas d'une manière qui peut être nuisible aux personnes qui sont dans cet heureux état, et conduire ceux qui en font une fausse application aux opinions et aux démarches les plus insensées.

Les phénomènes de la nature ont donné lieu à des croyances ridicules : le flux et le reflux de la mer, le débordement périodique des fleuves, l'apparition des comètes, le tonnerre, les météores, les pluies colorées, les pierres tombées de l'atmosphère, les accidens des maladies nerveuses, sont autant de faits dont on s'est servi pour étayer des opinions superstitieuses, jusqu'à ce que la physique en ait fait l'objet de ses recherches. Une multitude d'autres phénomènes dépendent du magnétisme; pourquoi ne veut-on pas que

(1) N° III, t. 1, p. 129.

ceux-ci soient également examinés et ramenés à leur cause ?

Tout est merveille dans l'univers : le mal n'est point de croire les faits qu'on ne peut expliquer, mais d'attribuer à une cause surnaturelle ce qui est dans l'ordre de la nature établi par le créateur. Le magnétisme détruira pour jamais cette propension si commune dans les temps d'ignorance, lorsque des observateurs sages en auront décrit et classé les effets, et que le monde savant aura soumis leurs observations et leurs principes à une critique impartiale.

Quand une science commence à se montrer comme distincte des autres connaissances humaines, ses premiers pas sont incertains et vacillans ; les hommes qui veulent en donner la théorie sont obligés de se livrer à leur imagination : un petit nombre de faits isolés, dont on connaît mal les circonstances, sont la seule base sur laquelle ils puissent s'appuyer. Inquiets d'être renfermés dans un cercle si étroit, ils ouvrent des routes de tous les côtés ; ils s'y engagent sans savoir où elles aboutissent ; ils quittent l'une pour l'autre, et finissent par se perdre dans un labyrinthe. C'est ce qui avait lieu pour la chimie avant les découvertes modernes : mais lorsqu'on a recueilli un grand nombre de faits et qu'on les a comparés, on n'a plus besoin d'hypothèses ; on se sert de ce qui est connu pour arriver à ce qui ne l'est pas, et la marche de la science devient progressive et régulière. J'ose affirmer que si nous n'avons pas encore assez de faits pour donner sur le magnétisme un corps de doctrine, nous en avons assez pour nous passer de tout système ; il nous suffit d'élaguer ce qui est douteux, et de nous attacher uniquement à ce qui est bien prouvé.

Mais s'il faut se défendre de ces tentatives hardies par lesquelles on veut former un ensemble de quelques élémens épars, en les coordonnant autour d'un centre imaginaire, il faut éviter également de croire que tout ce qui reste à découvrir peut rentrer dans le domaine des sciences dont on a fixé les attributions. Une indépendance prématurée donne à la science naissante une fausse direction ; l'asservissement aux méthodes connues l'empêche de se former et d'acquérir une existence individuelle. Une des choses qui s'opposent le plus à ce que nous ayons bientôt une bonne théorie du magnétisme, c'est que des hommes d'ailleurs forts instruits, mais qui n'ont des phénomènes qu'il présente qu'une notion imparfaite, veulent les ramener aux lois ordinaires et connues de la physiologie et de la physique. Ils n'y réussiront jamais. Le magnétisme tient à un autre principe : le seul moyen de le connaître, c'est d'observer les faits en eux-mêmes, de les constater, de les grouper et de chercher ensuite la loi générale de laquelle ils dépendent. Cette loi est certainement aussi différente de celle qui régit les autres phénomènes du monde physique, que la loi qui gouverne la végétation est différente de celle qui détermine la cristallisation des minéraux.

Huitième objection.

« Le magnétisme est cette espèce de magie
« défendue dans les livres saints ; ses effets
« sont des prestiges du démon, qui a pour
« but d'attaquer la vérité des miracles. »

Réponse.

Cette opinion fut avancée il y a deux cents ans, lorsque tout le monde croyait aux sortilèges, lorsque tout ce qui paraissait extraordinaire était attribué à la puissance du diable. Van-Helmont, l'un des plus grands génies, et l'un des hommes les plus pieux de son siècle, la réfuta victorieusement dans sa belle dissertation sur la guérison magnétique des blessures. On n'aurait pas dû s'attendre à ce qu'elle fût renouvelée de nos jours. C'est cependant ce qui a été fait dans un écrit intitulé : *Le mystère des magnétiseurs et des somnambules dévoilé aux ames pieuses et honnêtes*, où les faussetés les plus insignes dans le narré des faits, et les plus odieuses calomnies contre des personnages respectables, servent de base aux raisonnemens les plus absurdes. Cet écrit a pourtant fait impression à des personnes d'une piété plus scrupuleuse qu'éclairée ; et, chose singulière, plusieurs des antagonistes du magnétisme, qui en reconnaissaient l'absurdité, n'ont point été fâchés qu'il se répandît. M. de Missery, qui est aussi attaché à la foi catholique qu'il est ennemi du fanatisme et de la superstition, a fait à cet écrit une réponse à laquelle il est impossible de répliquer, lors même qu'on adopterait tous les préjugés du ve siècle (1). Il ne faut pas lui reprocher d'avoir

(1) *Examen de l'ouvrage qui a pour titre : Le Mystère des magnétiseurs*, etc., par M. Suremain de Missery, ancien officier d'artillerie, etc. Paris, chez J. G. Dentu, 1816, in-8°, 55 p.

employé la vigueur de sa logique à réfuter des extravagances ; l'accusation était trop grave aux yeux d'une certaine classe de lecteurs, pour qu'on pût la détruire par des plaisanteries. Il est des personnes d'une conscience timorée qui s'éloignent sans examen de ce qu'on leur signale comme ayant quelque affinité avec les doctrines impies ; et ces personnes, lors même qu'elles manquent de lumières, peuvent, avec un bon cœur et des intentions droites, et par cela même qu'elles ont plus de simplicité et de religion, faire beaucoup de bien par le magnétisme. Il était donc essentiel de les guérir de leurs scrupules, en leur démontrant que ce qu'on avait dit des principes et des pratiques des magnétiseurs était précisément le contraire de la vérité.

Je renvoie à la brochure de M. de Missery ceux qui désireraient plus d'éclaircissemens sur un sujet qu'il est inutile de traiter ici. Je me borne à dire qu'il est contre les principes de la foi catholique de supposer que le démon coopère au bien, à moins que ce ne soit pour faire tourner ce bien à mal. Or le magnétisme n'a d'autre but que de soulager et guérir les malades. Il est exempt de pratiques superstitieuses ; il n'a d'autres moyens que la bienveillance, la compassion, et les soins donnés aux êtres souffrans. Ceux qui l'exercent ne peuvent agir efficacement qu'autant qu'ils sont animés par la charité, qui, comme le dit saint Augustin, est le seul caractère qui distingue les enfans de Dieu des enfans du démon (1). La faculté de magnétiser nous a été donnée par Dieu, pour que nous puissions secourir nos semblables : c'est à lui seul que nous la devons (2). Tout don excellent, dit saint Jacques, descend du Père des lumières.

On a dit que les guérisons opérées par le magnétisme peuvent conduire à nier les miracles de Jésus-Christ et des Apôtres. Est-ce de bonne foi qu'on fait cette supposition ? Les miracles rapportés dans l'Evangile ne sont-ils pas, soit par leur nature, soit par la promptitude avec laquelle ils ont été opérés, soit par les circonstances qui les ont accompagnés, la preuve d'une puissance divine ? Les

---

(1) *Dilectio sola discernit inter filios Dei et filios diaboli.* M. de Missery a pris ce passage pour épigraphe de sa brochure.

(2) *Omne datum optimum, et omne donum perfectum de sursum est descendens a patre luminum.* Jac., 1. 17.

incrédules peuvent les nier; mais ceux qui les admettent ne tenteront jamais de les expliquer par des causes naturelles. Aucun des enthousiastes du magnétisme a-t-il jamais prétendu qu'il pût rendre la vue à un aveugle de naissance, ressusciter les morts, apaiser les tempêtes, etc., etc.?

Loin que le magnétisme puisse fournir aucune objection contre la religion, il dispose à la chérir, à la respecter, à en suivre les préceptes; et je connais des hommes de mérite qui ont été ramenés à la foi catholique par la pratique du magnétisme. Je connais aussi des personnes pieuses qui joignent la prière aux procédés magnétiques. Je ne crois pas ce moyen nécessaire pour produire de bons effets; mais il est certain que la prière peut rendre l'action du magnétisme plus efficace, parce qu'elle élève l'homme au-dessus des intérêts terrestres, parce qu'elle excite sa charité, et sur-tout parce qu'elle ranime sa confiance, en lui donnant l'espoir d'être secouru par la Puissance divine.

On sait que des personnes d'une dévotion scrupuleuse ont condamné l'inoculation et la vaccine, comme des moyens qui n'étaient pas dans l'ordre de la Providence. Il n'est pas étonnant que ces mêmes personnes rejètent le magnétisme. C'est aux prêtres, qui sont chargés de l'instruction religieuse, à éclairer leur conscience. Le magnétisme est un instrument de charité, et je ne conçois pas que plusieurs d'entre eux aient des préjugés contre lui. Ils devraient, comme autrefois, être les principaux dépositaires de cette doctrine qui ne les alarme que parce qu'elle leur paraît nouvelle. Ils l'adopteront tous, quand on la leur aura présentée sous son vrai point de vue.

Il sera plus difficile de ramener les hommes qui sont malheureusement imbus des erreurs du matérialisme, parce que les phénomènes du magnétisme démontrent la spiritualité de l'ame, et ne peuvent s'expliquer par les propriétés de la matière. Mais il est important de faire remarquer aux vrais philosophes, que si l'étude du magnétisme dispose à la religion, elle tend d'un autre côté à détruire la superstition, parce qu'elle ramène à des causes naturelles beaucoup de phénomènes qu'on attribuait à la puissance du démon dans les siècles d'ignorance.

Neuvième objection.

« Sans avoir besoin d'examiner quels sont « les dangers du magnétisme, on doit pré- « sumer qu'il en a de très-grands, lorsqu'on « le laisse entre les mains de tout le monde, « puisque dans les pays du nord, le gouver- « nement a cru devoir en défendre l'exercice « à ceux qui n'auraient pas une autorisation « spéciale. »

Réponse.

Je ne connais que par une annonce insérée dans les journaux français les ordonnances rendues relativement au magnétisme, en Prusse, en Russie, en Danemark : je ne puis conséquemment juger des mesures prises par le gouvernement, ni des motifs qui les ont provoquées. D'ailleurs, il ne m'appartiendrait pas de les censurer. Je présume qu'elles sont de nature à prévenir les abus du magnétisme, sans mettre aucune entrave à l'usage utile qu'on peut en faire. Elles prouvent du moins qu'on reconnaît non seulement la réalité, mais encore l'efficacité du magnétisme, lorsque la pratique en est confiée à des mains dignes de l'exercer.

Mais il me sera permis d'examiner jusqu'à quel point le gouvernement peut intervenir dans ce qui est relatif au magnétisme, sans porter atteinte à la liberté, et sans nuire à la propagation de la saine doctrine.

Pour éclaircir ce sujet, il est essentiel de distinguer d'abord entre les traitemens particuliers et les traitemens publics; entre le magnétisme pratiqué dans l'intérieur des familles, et le magnétisme considéré comme une profession.

Toute mesure qui tendrait à détourner les individus d'employer le magnétisme à soulager des malades auxquels ils s'intéressent, serait injuste, et loin de prévenir les abus, elle les multiplierait et les rendrait bien plus graves. Il ne faut jamais défendre ce qu'on ne saurait empêcher. Si une chose qui peut se pratiquer en secret est défendue, les hommes d'une probité scrupuleuse n'oseront plus s'en occuper, et dès-lors elle restera entre les mains de ceux qui ont moins de délicatesse, et qui la pratiqueront mystérieusement, soit par enthousiasme, soit par intérêt; et c'est là ce qu'il y a de plus à craindre. Je ne puis donc supposer qu'un gouvernement éclairé ait prétendu interdire la pratique du magnétisme dans l'intérieur des familles, ni défendre aux malades de s'adresser à leurs amis ou à des hommes bienveillans, pour recevoir d'eux des soins dont l'efficacité dépend, en grande partie, de la confiance réciproque. Si l'on avait eu cette idée, cela prouverait qu'on ignorait absolument ce que c'est que le magnétisme.

Quant aux traitemens publics, c'est autre chose. Ils ne doivent être autorisés qu'autant qu'on s'est assuré des principes, de l'instruction et de la capacité de ceux qui en sont les chefs; et plusieurs raisons tellement évidentes qu'il est inutile de les exposer ici, prouvent qu'ils doivent être sous la surveillance des médecins.

La profession de magnétiseur comme état et comme moyen de fortune ne doit pas exister. Celui qui a embrassé la profession de la médecine a été obligé de consacrer sa jeunesse à des études pénibles, il a renoncé à tout autre moyen d'existence. Lorsqu'après de longs travaux et des dépenses considérables, il est parvenu à acquérir l'instruction nécessaire, et qu'il a été jugé capable de remplir les fonctions de médecin, il faut bien que l'exercice de son art lui procure la fortune et la considération qu'il aurait pu acquérir dans une autre carrière. Mais la pratique du magnétisme n'exige pas qu'on ait fait des études longues et dispendieuses, qu'on ait renoncé à tout autre état dans la société. On sacrifie un temps précieux, j'en conviens : mais ce temps n'est pas perdu ; il est employé à faire du bien, et c'est du ciel qu'il faut en attendre la récompense : *Et pater meus, qui in cœlis est, remetiet vobis.* Voilà pourquoi l'on doit magnétiser sans intérêt. Je dis plus, c'est qu'on ne peut magnétiser autrement.

Lorsqu'un médecin est appelé auprès d'un malade, il importe peu qu'il le connaisse ou non, qu'il ait pour lui de l'affection ou de l'éloignement, qu'il l'estime ou le méprise : il suffit qu'il ait de la probité. Il examine les symptômes de la maladie, et, d'après son expérience, d'après l'instruction qu'il a acquise, il prescrit les remèdes convenables. Il donne les mêmes soins à tous, il gradue ces soins selon les besoins du malade, et non selon l'intérêt qu'il prend à lui. *Tros Rutulus ve fuat nullo discrimine habeto.* C'est le médecin le plus habile, et non celui qui vous est le plus attaché, que vous consultez dans les cas importans. Il n'en est par de même du magnétiseur ; il n'agit efficacement que par la volonté, par les sentimens du cœur : or, cela ne se commande point, et cela ne peut ni se vendre ni s'acheter.

Ce que je viens de dire est, en général, d'une vérité incontestable ; et lorsque le magnétisme sera bien connu, ce sera entre parens et amis qu'il sera employé. Les médecins en conseilleront l'usage, en l'associant à la médecine ordinaire : ils seront les juges de la clairvoyance des somnambules, et du degré de confiance qu'on doit leur accorder : accoutumés à suivre la marche de la nature, ils recueilleront des observations dont l'ensemble formera peu à peu un corps de doctrine : en ayant à leur disposition un moyen de plus de connaître les maladies, de favoriser le développement des crises et d'apaiser les douleurs, ils verront encore s'accroître la considération dont ils jouissent, et la prépondérance qu'ils doivent conserver dans tout ce qui tient à l'art de guérir. Mais nous n'en sommes pas encore là. Dans les circonstances actuelles, il convient d'abandonner les choses à leur cours naturel, sans s'inquiéter de quelques abus, qui, sur-tout en France, ne peuvent avoir des suites fâcheuses, et dont la réforme prématurée nous priverait des plus grands avantages. Laissons faire au temps : les eaux bourbeuses se purifient d'elles-mêmes, lorsqu'elles coulent sans obstacle dans la plaine : ne faisons point de systèmes, point d'expériences de curiosité ; ne nous glorifions point d'un don naturel comme d'un privilége ou d'une connaissance péniblement acquise, et ne perdons point de vue ce principe que la faculté de magnétiser ne devient active, qu'autant qu'elle est excitée par la volonté de faire du bien, et qu'autant que celui qui l'exerce s'élève au-dessus de tout intérêt terrestre. C'est ici le cas d'appliquer le conseil de l'Evangile : *Gratis accepistis, gratis date* (1).

---

(1) Parmi les personnes qui, depuis plusieurs années, se sont dévouées à la pratique du magnétisme avec le zèle le plus désintéressé, il en est que des revers de fortune auraient forcé d'y renoncer pour employer leur temps d'une manière lucrative, si elles ne se fussent décidées à recevoir de la part des gens riches le prix des soins qu'elles continuent de donner gratuitement aux pauvres. Une grande bonté de cœur les attachant aux malades dont elles entreprennent la cure, tout autre motif disparaît à leurs yeux, et elles forment une exception qui ne détruit point les principes que j'ai établis. En ce moment elles rendent service, parce que le magnétisme n'étant pas assez ré-

En exposant les objections auxquelles je viens de répondre, je ne les ai point affaiblies, mais j'ai adouci les formes dont elles ont été revêtues par quelques-uns de nos antagonistes. Il en est qui parlent des partisans du magnétisme comme d'une *secte* qui a des chefs, une doctrine et une tactique pour la propagation de ses rêveries. Une telle supposition aurait les conséquences les plus graves, si elle n'était pas absurde. On ne peut concevoir que l'esprit de parti égare ceux qui se la permettent, jusqu'à leur faire oublier combien elle est odieuse.

Le mot *secte* est ici très-inconvenant : ceux qui se livrent à la pratique du magnétisme ne forment point un corps, une association : ils n'ont ni chefs, ni guides, ni doctrine commune, ni secrets, ni adoption, ni signes de ralliement. Ce sont des gens de tous les pays qui se sont persuadés qu'en passant les mains devant un malade avec volonté et confiance, ils parviennent à le soulager, et quelquefois à le guérir. Cette persuasion d'abord acquise

pandu, on est souvent fort embarrassé de trouver parmi les gens de sa connaissance un magnétiseur qui ait de la force, de la confiance et du loisir.

par ce qu'ils ont lu ou entendu dire des effets du magnétisme, et fortifiée ensuite par le succès des tentatives qu'ils ont faites, sera, si l'on veut, une illusion. Les malades qu'ils croient avoir soulagés ou guéris, et qui l'ont eux-mêmes affirmé, sont dans l'erreur : la cessation du mal devait avoir lieu d'elle-même au moment où l'on a cru l'obtenir : soit. Mais quel inconvénient y a-t-il à tout cela ? Comment cette croyance peut-elle faire considérer les magnétiseurs et leurs malades comme formant une secte ? Comment cette prétendue secte peut-elle exercer une influence nuisible à la morale, à la raison, à l'ordre public?

Quel caractère, quels règlemens réunissent les prétendus adeptes ? Où se trouve leur point de réunion ? Donnera-t-on ce nom à une société de quelques hommes graves, dont plusieurs ont des titres connus à la considération publique, qui s'assemblent une fois par semaine pour se communiquer ce qu'ils ont observé ? Parmi eux les opinions sur la théorie sont loin d'être uniformes. Quelques-uns racontent des phénomènes singuliers dont ils ont été ou dont ils ont cru être témoins : ceux qui n'en ont pas vu d'analogues en doutent, et comme ils ne peuvent soupçonner la bonne foi du narrateur, ils discutent, ils cherchent la cause de l'illusion. Peu à peu la vérité s'établit, et l'exagération, s'il y en a, se dissipe par la comparaison des faits.

Quel motif autre que le désir d'être utile, peut déterminer à convenir qu'on exerce le magnétisme?

Est-ce un intérêt pécuniaire? Les magnétiseurs ne se font pas payer : ils ne veulent pas qu'on reconnaisse leurs soins; et lorsqu'ils se chargent du traitement des pauvres, ils se croient souvent obligés de joindre d'autres secours au magnétisme pour le rendre efficace.

Est-ce l'ambition? Certes, le magnétisme ne conduit à aucune place; il distrait même des soins qu'il faudrait se donner pour en obtenir.

Est-ce la vanité, l'amour de la réputation? On sait bien qu'en se livrant à la pratique du magnétisme, et sur-tout en écrivant sur le magnétisme, on ne peut échapper au ridicule, et que beaucoup de gens très-convaincus, n'osent avouer leur conviction. On sait bien qu'on se ferme la porte des sociétés savantes, et que si l'on y était présenté à d'autres titres, on en serait écarté par des savans célèbres, uniquement parce qu'après avoir suivi le conseil qu'ils ont donné d'examiner la chose, on ne conclut pas qu'elle est une extravagance. Est-ce le désir de faire des prosélytes ? On ne les connaît pas, et leur suffrage ne donne aucune considération. Est-ce l'envie de faire parler de soi dans le monde ? Qu'y gagne-t-on ? On est traité, par les uns, de visionnaire, d'enthousiaste, de dupe, de superstitieux ; par les autres, d'impie : heureux encore si on ne vous donne pas des épithètes plus outrageantes. Aucun incrédule ne vous écoute ; la plupart des gens persuadés n'osent vous défendre. Les personnes que vous avez guéries sont d'abord enchantées, mais elles demandent que vous ne les nommiez pas, et souvent, au bout de quelques mois, elles finissent par douter et par attribuer à d'autres causes le retour de leur santé. Il en est même qui disent qu'elles se sont laissé magnétiser par complaisance, et que si elles sont convenues qu'elles éprouvaient des effets, c'était pour vous faire plaisir. Si vous trouvez des cœurs reconnaissans, c'est le plus souvent un homme du peuple, que vous avez guéri en prenant la peine de lui faire des frictions, sans lui parler de magnétisme ; c'est une femme à qui vous avez persuadé qu'elle ôterait le mal deson enfant, si elle passait les mains sur lui en priant Dieu de le guérir, et en ayant confiance que ses vœux seront exaucés.

Les magnétiseurs ne forment point une secte pas plus que les naturalistes : les uns et les autres observent la nature, les uns et les autres ont des méthodes diverses pour classer et pour expliquer les faits, les uns et les autres sont sujets à se tromper ; mais ni les uns ni les autres ne veulent que vous soumettiez votre raison à la leur.

Quel est le sentiment commun à ceux qui s'occupent du magnétisme? C'est le désir et l'espoir de soulager des malades. A quoi tendent leurs observations, lorsqu'elles sont étrangères aux maladies? C'est à constater beaucoup de faits qui paraissaient incroyables lorsqu'on en ignorait la cause, et à disculper de mensonge ou de crédulité, des hommes éclairés qui les ont attestés depuis Aristote jusqu'à nos jours.

Résumons :

Le magnétisme a des avantages que rien ne peut remplacer ;

Les dangers qu'il présente sont faciles à éviter ;

Les abus qu'on en peut faire deviendront d'autant plus rares, qu'il sera mieux et plus généralement connu.

FIN.

www.ingramcontent.com/pod-product-compliance
Ingram Content Group UK Ltd.
Pitfield, Milton Keynes, MK11 3LW, UK
UKHW020350250726
13967UKWH00005B/2214

9 782012 98979